Paula Brandstetter

Diagnóstico rápido de trastornos mentales

bup

Paula Brandstetter

Diagnóstico rápido de trastornos mentales

ISBN: 978-3-68904-294-3 (Rústica)
ISBN: 978-3-68904-307-0(E-Book)

Derechos de autor: Bremen University Press, Bremen, 2024.

Primera edición
Marzo de 2024
Versión 1.0
Impreso en la Unión Europea
bup@bremenuniversitypress.com
www.bremenuniversitypress.com

Paula Brandstetter

Diagnóstico rápido de trastornos mentales

Visión general

Índice

INTRODUCCIÓN

ASPECTOS BÁSICOS DE LA SALUD MENTAL 28

CONOCIMIENTO DE LOS TRASTORNOS MENTALES 47

RECONOCER LOS SIGNOS Y SÍNTOMAS DE ALERTA 66

DEL TRASTORNO AL DIAGNÓSTICO 76

Introducción

Introducción y objetivos del libro

En el corazón de nuestro mundo acelerado y a menudo abrumador subyace una epidemia silenciosa que no sólo toca lo más profundo del espíritu humano, sino que también conforma el tejido social de nuestras comunidades: la salud mental.

En los últimos años se ha prestado cada vez más atención a la importancia de este tema, lo que ha dado lugar a una creciente necesidad de comprensión y capacitación a nivel individual. Con este telón de fondo, el objetivo de este libro es tender un puente entre el complejo campo de los trastornos mentales y quienes se consideran principiantes en este ámbito, ya sea por interés personal, preocupación por un ser querido o deseo de crear un entorno de apoyo. O porque uno mismo está afectado.

El camino a través de la jungla de las enfermedades mentales comienza para todos con una preocupación central: ¿Cómo reconocer los primeros signos de un trastorno mental? Y después, ¿cómo interpretarlos correctamente?

Estas preguntas son de inmensa importancia, ya que un reconocimiento precoz y un apoyo adecuado pueden ser decisivos para influir positivamente en el curso de una enfermedad mental. Pero, ¿cómo distinguir la idiosincrasia personal del inicio de una enfermedad? Y, en caso de observar los primeros signos, ¿de qué se trata?

Vivimos en una época en la que el estigma que rodea a las enfermedades mentales se está reduciendo poco a poco, pero el reto sigue siendo reconocer las señales sutiles y a menudo incomprendidas que podrían indicar un trastorno subyacente.

El estigma que rodea a las enfermedades mentales tiene profundas raíces históricas y se alimenta de diversos factores, como la ignorancia, las ideas erróneas y los estereotipos culturales. Esta estigmatización hace que la enfermedad mental se asocie a menudo con la vergüenza, el miedo y el aislamiento, lo que resulta estresante no sólo para los afectados, sino también para sus familiares y amigos. El miedo a la marginación y la discriminación puede impedir que las personas compartan sus síntomas o busquen ayuda, lo que puede dificultar mucho el diagnóstico precoz y preciso.

El estigma afecta a la percepción de las enfermedades mentales en la sociedad y menoscaba la gravedad de las mismas. Muchas personas son reacias a hablar de su salud mental o a buscar ayuda profesional por miedo a ser consideradas débiles o incapaces de hacer frente a sus problemas. Esta actitud puede llevar a retrasar o evitar el diagnóstico, ya que los enfermos suelen intentar ocultar sus síntomas hasta que ya no pueden ser ignorados. Mientras tanto, su estado puede empeorar, dificultando el tratamiento y reduciendo las posibilidades de recuperación.

El estigma también dificulta el diálogo sobre la salud mental en los sectores público y sanitario. Incluso en el ámbito médico y psicosocial, los prejuicios y las ideas erróneas sobre las enfermedades mentales pueden afectar a la calidad de la atención. Los profesionales pueden adoptar inconscientemente actitudes estigmatizadoras que tensan la relación terapéutica e influyen en el diagnóstico y el tratamiento.

El estigma también contribuye a la falta de recursos y apoyo a los servicios de salud mental. A pesar del creciente reconocimiento de la importancia de la salud mental, la financiación y la disponibilidad de los servicios son a menudo insuficientes, lo que limita aún más el acceso a una ayuda cualificada.

En este libro exploraremos juntos cómo pueden manifestarse las enfermedades mentales, desde los trastornos más comunes como la depresión y la ansiedad hasta afecciones menos conocidas como los trastornos bipolares y de personalidad. Además de una visión general de los trastornos mentales y sus signos, este libro proporcionará consejos prácticos y estrategias para ofrecer apoyo sin descuidar la importancia de los límites y la propia salud mental. Destaca lo crucial que es crear un espacio para conversaciones abiertas y sin prejuicios, reconociendo al mismo tiempo cuándo y cómo buscar ayuda profesional.

En última instancia, este libro es una llamada a la acción, no sólo para reconocer los signos de la enfermedad mental, sino también para promover una cultura de apoyo, comprensión y atención. Es una invitación a comprometerse con la cuestión de la salud mental, a acabar con los prejuicios y a contribuir a una sociedad en la que el bienestar de la mente se tome tan en serio como la salud física. Mediante el conocimiento, la comprensión y la compasión, juntos podemos marcar la diferencia.

Sin embargo, es importante dejar claro desde el principio que el diagnóstico rápido de enfermedades mentales por parte de legos tiene sus riesgos y limitaciones inherentes. Un diagnóstico de este tipo nunca puede ni debe sustituir la opinión experta de un psiquiatra o psicoterapeuta profesional. Por el contrario, este libro pretende ser una guía que permita a los lectores comprender mejor los signos y síntomas, mantener conversaciones empáticas y proporcionar un apoyo inicial eficaz, al tiempo que hace hincapié en la necesidad de una evaluación profesional.

Importancia del tema de la salud mental

Es difícil exagerar la importancia de la salud mental en el mundo actual. En un mundo caracterizado por rápidos avances tecnológicos, cambios sociales y retos globales como nunca antes, la salud mental está en el centro de nuestro bienestar individual y colectivo. Reconocer y comprender la salud mental como parte integrante de la salud general suele ser crucial para mejorar la calidad de vida, aumentar la productividad y, en última instancia, crear una sociedad más resistente.

Estrés global y sus efectos

Aunque la globalización y la digitalización han traído muchos beneficios, también han ido acompañadas de un aumento del estrés, la ansiedad y la depresión. La conectividad constante a través de los teléfonos inteligentes y las redes sociales puede conducir a la sobreestimulación y la sobrecarga de información, lo que a su vez aumenta el estrés mental. La pandemia de COVID ha exacerbado estas tendencias y ha puesto la salud mental aún más en primer plano al tener un impacto de gran alcance en el bienestar de las personas en todo el mundo.

Estigma y aceptación social

A pesar del creciente reconocimiento, el estigma asociado a las enfermedades mentales sigue siendo un obstáculo importante para buscar ayuda. Promover la comprensión y la aceptación de las enfermedades mentales es crucial para acabar con este estigma y facilitar a los afectados el acceso al apoyo y el tratamiento que necesitan. Un debate abierto sobre la salud mental en las escuelas, el lugar de trabajo y el público en general puede ayudar a disipar mitos y promover una cultura de atención y apoyo.

Prevención y detección precoz

Invertir en la prevención y detección precoz de los trastornos mentales tiene un valor incalculable. Fomentando un estilo de vida saludable, que incluya ejercicio físico adecuado, alimentación sana y control del estrés, pueden prevenirse o reducirse la gravedad de muchos problemas de salud mental. Los programas educativos de sensibilización sobre los signos y síntomas de las enfermedades mentales también son importantes para permitir un diagnóstico y tratamiento precoces.

El mundo laboral y la salud mental

Como es natural, el tema de la salud mental adquiere cada vez más importancia en el mundo laboral. Las empresas reconocen que el bienestar de sus empleados está directamente relacionado con la productividad y el éxito. La implantación de programas de salud mental, horarios de trabajo flexibles y la creación de una cultura empresarial integradora que promueva la apertura y el apoyo son pasos cruciales hacia un entorno laboral más saludable.

Importancia para la salud pública

La salud mental no es sólo una cuestión individual; también tiene implicaciones de gran alcance para la salud pública. Los trastornos mentales figuran entre las principales causas de discapacidad en todo el mundo y están estrechamente relacionados con otros problemas de salud, como las enfermedades cardiovasculares y la diabetes. Integrar la atención a la salud mental en el sistema sanitario general, mejorar el acceso a los servicios de salud mental y garantizar una financiación adecuada es importante para mejorar la atención sanitaria en general.

En general, promover la salud mental es uno de los mayores retos de nuestro tiempo, pero también una de las mayores oportunidades de progreso y cambio. Si reconocemos la importancia de la salud mental y tomamos medidas para apoyarla, no solo podremos mejorar la vida de las personas, sino también contribuir al bienestar de la sociedad en su conjunto.

Por qué los enfermos mentales suelen sentirse solos

La sensación de soledad de las personas con trastornos psiquiátricos puede atribuirse a una serie de factores que tienen su origen tanto en el propio sistema sanitario como en la percepción y el tratamiento que la sociedad da a los problemas de salud mental. La pregunta de si el sistema sanitario está desbordado no puede responderse de forma generalizada, ya que depende de muchas variables, como el país, la región, los recursos disponibles y las políticas específicas de salud mental. Sin embargo, hay algunos temas comunes que suelen surgir en los debates sobre la asistencia sanitaria mental y sus retos.

Estigmatización y percepción social

Una de las principales razones por las que las personas con enfermedades psiquiátricas se sienten a menudo abandonadas es la estigmatización de la enfermedad mental. A pesar de la creciente educación y concienciación, el estigma sigue siendo fuerte y puede hacer que los enfermos sean reacios a buscar ayuda o a ocultar su enfermedad. Este estigma también puede provenir de los profesionales sanitarios, los amigos, los familiares y la sociedad en su conjunto, lo que aumenta la sensación de aislamiento.

Falta de recursos y accesibilidad

Los sistemas sanitarios de muchas partes del mundo se enfrentan a la falta de recursos cuando se trata de la atención a la salud mental. Esto incluye no sólo los recursos financieros, sino también la disponibilidad de personal especializado, como psiquiatras, psicoterapeutas y servicios de apoyo. Los largos tiempos de espera para obtener plazas de terapia y el número insuficiente de centros asistenciales pueden hacer que las personas con enfermedades psiquiátricas se sientan desatendidas y abandonadas.

Formación y sensibilización insuficientes

La formación de los profesionales sanitarios en materia de salud mental puede ser a veces inadecuada, lo que conduce a una atención subóptima. La falta de conocimientos y comprensión especializados puede contribuir a que las necesidades de las personas con trastornos mentales no se reconozcan plenamente o no se traten adecuadamente.

Oferta fragmentada

La fragmentación de la atención a las personas con enfermedades mentales es un reto importante que puede tener un impacto considerable en los afectados. La raíz de este problema es la falta de coordinación y comunicación entre los distintos servicios y niveles de atención, como médicos de cabecera, psiquiatras, psicoterapeutas y servicios de apoyo social. A menudo esto conduce a una situación en la que la atención no es fluida, la información no se comparte eficazmente entre los servicios implicados y los planes de tratamiento no están armonizados.

En la práctica, esto significa que los pacientes pueden no recibir la atención coherente y completa que necesitan. Por ejemplo, un médico de cabecera puede hacer un diagnóstico inicial y derivar al paciente a un especialista, pero sin una buena comunicación entre estos niveles puede haber retrasos o falta de seguimiento. Los pacientes pueden sentirse perdidos e inseguros sobre los pasos a seguir, o pueden tener dificultades para acceder a los servicios especializados recomendados.

Además, la falta de coordinación puede dar lugar a la duplicación de investigaciones o a recomendaciones de tratamiento contradictorias, lo que hace que la situación sea aún más confusa para el paciente. Esto puede minar la confianza en el sistema asistencial y hacer que los pacientes estén menos motivados para seguir el tratamiento recomendado o incluso para buscar ayuda médica básica.

Otro problema es que los servicios de apoyo social, que desempeñan un papel clave para hacer frente a los retos cotidianos asociados a la enfermedad mental, no siempre están bien integrados en la estrategia global de tratamiento. Esto puede llevar a una situación en la que se desatiendan las necesidades sociales y profesionales de los afectados, aumentando aún más su aislamiento y sensación de soledad.

Presión social y malentendidos

La presión social y las ideas erróneas generalizadas sobre las enfermedades mentales contribuyen en gran medida a que los afectados se sientan aislados e incomprendidos. En un mundo que exige un alto rendimiento individual y una disponibilidad constante, la enfermedad mental no suele reconocerse como la afección grave que necesita tratamiento que es. En cambio, se espera que los enfermos se recuperen rápidamente y vuelvan a sus funciones habituales en el trabajo y la vida privada, sin reconocer la compleja naturaleza de la enfermedad mental y el proceso de recuperación, a menudo largo.

Estas ideas erróneas están profundamente arraigadas en las percepciones sociales y conducen a la estigmatización de las enfermedades mentales. En lugar de ser reconocidas como afecciones médicas o psicológicas legítimas que requieren tratamiento profesional, a menudo se consideran un signo de debilidad o algo que puede superarse sólo con la fuerza de voluntad. Este estigma dificulta que los enfermos hablen de sus experiencias y busquen ayuda por miedo al rechazo o la discriminación.

La exigencia de volver rápidamente al funcionamiento "normal" ignora la realidad de que la recuperación mental es un proceso individualizado y a menudo no lineal. Cada persona responde de forma diferente al tratamiento y necesita su propio tiempo para afrontar los retos de su enfermedad. La presión para ocultar o minimizar los síntomas puede dificultar aún más el proceso de recuperación y causar más estrés.

Para mejorar esta situación, es necesario un cambio social hacia una mayor empatía y comprensión de las enfermedades mentales. La educación y la sensibilización pueden ayudar a reducir el estigma y crear un entorno en el que los enfermos se sientan apoyados y comprendidos, en lugar de aislados y presionados. Es importante reconocer que la recuperación lleva tiempo y que el apoyo de la familia, los amigos y la sociedad en su conjunto desempeña un papel importante.

Límites del diagnóstico lego

Este libro ofrece ideas, conocimientos básicos y orientación en el campo de la salud mental con el objetivo de aumentar la concienciación y la comprensión de los trastornos mentales. Sin embargo, no pretende sustituir al asesoramiento, diagnóstico o tratamiento médico profesional. La información contenida en este libro sólo tiene fines educativos. En caso de sospecha de enfermedad mental, es imprescindible consultar a profesionales sanitarios cualificados.

Complejidad de los trastornos mentales

Debido a su complejidad, las enfermedades mentales plantean un reto particular en términos de diagnóstico y tratamiento. Sus causas son múltiples y abarcan desde factores genéticos hasta condiciones biológicas y circunstancias psicosociales. Esta diversidad de influencias se refleja en la amplitud y superposición de los síntomas que pueden manifestar los afectados. Los síntomas varían mucho de un individuo a otro y pueden manifestarse en distintas combinaciones, lo que complica aún más el diagnóstico.

Para hacer frente a esta complejidad, los profesionales recurren a herramientas de diagnóstico normalizadas, como entrevistas clínicas y cuestionarios basados en sistemas de clasificación reconocidos internacionalmente, como el DSM (Manual Diagnóstico y Estadístico de los Trastornos Mentales) o la CIE (Clasificación

Internacional de Enfermedades). Estas herramientas proporcionan un método estructurado de registro y evaluación de los síntomas y ayudan a establecer un diagnóstico sobre una base sólida y comparable.

Sin embargo, no basta con utilizar estas herramientas. Los profesionales deben tener en cuenta el contexto de la persona, incluidos sus antecedentes médicos, las circunstancias de su vida actual e incluso sus antecedentes culturales. Este enfoque holístico es crucial, ya que permite conocer los posibles factores precipitantes o perpetuantes de la enfermedad mental. Por ejemplo, los acontecimientos traumáticos de la vida, el estrés crónico en el trabajo o en la familia, o incluso las enfermedades físicas pueden ser factores contextuales relevantes que influyan en el desarrollo y el curso de los trastornos mentales.

Diagnosticar una enfermedad mental es, por tanto, un proceso que requiere experiencia, empatía y la capacidad de comprender en profundidad las experiencias y los antecedentes de la persona. Es un proceso dinámico que a veces requiere ajustes del diagnóstico, ya que los síntomas y las circunstancias pueden cambiar con el tiempo. Nunca se insistirá lo suficiente en la importancia de un diagnóstico cuidadoso y contextualizado, ya que constituye la base de un tratamiento eficaz y un apoyo adaptado a las necesidades y circunstancias específicas de la persona.

Riesgo de diagnóstico erróneo

Sin la formación especializada adecuada, es difícil que los profanos interpreten correctamente los síntomas de las enfermedades mentales. El riesgo de malinterpretar los síntomas o de pasar por alto signos importantes es considerable. Esta inseguridad de juicio puede conducir a diagnósticos erróneos, que a su vez allanan el camino a métodos de tratamiento inadecuados o incluso perjudiciales. En lugar de mejorar el estado del paciente, estas intervenciones erróneas podrían empeorar la situación.

La complejidad de las enfermedades mentales exige comprender sus múltiples manifestaciones y las formas dinámicas en que los síntomas pueden manifestarse e interactuar. Los profesionales de la salud mental no sólo aportan su amplio conocimiento de los trastornos mentales, sino también la capacidad de aplicar este conocimiento en el contexto de las experiencias y circunstancias del individuo. Están capacitados para reconocer pistas sutiles en los patrones de comportamiento que los profanos pueden pasar por alto y, por tanto, pueden ofrecer una imagen más completa de la salud mental de una persona.

Además, los profesionales tienen experiencia en el uso de herramientas y criterios de diagnóstico normalizados que permiten una evaluación más objetiva de los síntomas. Estas herramientas ayudan a reducir la probabilidad de diagnósticos erróneos y garantizan que el tratamiento se base en las necesidades específicas de la persona.

Los diagnósticos erróneos realizados por personas no profesionales no sólo pueden dar lugar a enfoques terapéuticos inadecuados, sino que también pueden hacer que se pierda un tiempo valioso cuando podría haberse iniciado un tratamiento eficaz. En algunos casos, también pueden causar daños psicológicos, por ejemplo reforzando el estigma asociado a la enfermedad mental o influyendo negativamente en la autopercepción de la persona.

Por lo tanto, el papel de los profanos en la materia debe consistir en proporcionar apoyo y animar a las personas a buscar ayuda profesional, en lugar de intentar diagnosticar o recomendar un tratamiento. En este contexto, nunca se insistirá lo suficiente en la importancia del acceso a una ayuda médica y terapéutica cualificada para garantizar que las personas con enfermedades mentales reciban la atención y el apoyo adecuados que necesitan.

Efectos psicológicos

Incluso si los profanos en la materia aciertan en su evaluación de los síntomas psicológicos, comunicar un diagnóstico sin un marco profesional entraña riesgos considerables. El impacto psicológico de tal etiquetado puede ser profundo y angustioso. El diagnóstico de una enfermedad mental no sólo tiene implicaciones médicas, sino también personales y sociales. Puede influir mucho en la imagen que una persona tiene de sí misma, en sus relaciones y en sus perspectivas de futuro. Por tanto, es crucial que esta revelación se haga con la máxima sensibilidad y en el contexto de un apoyo experto.

Enfrentarse a un diagnóstico puede provocar diversas reacciones en la persona afectada, como miedo, negación, alivio, pero también estigmatización y aislamiento. Los profesionales de la salud mental están capacitados para manejar esta compleja dinámica. Saben lo importante que es comunicar el diagnóstico de forma que apoye y capacite a la persona, en lugar de abrumarla o marginarla. Esto suele implicar elegir el momento adecuado para hablar, crear un espacio seguro y de apoyo para la conversación y presentar la información de forma que ofrezca esperanza y formas de afrontar la situación.

Además, el encuadre profesional del diagnóstico permite un debate inmediato sobre las opciones de tratamiento, las redes de apoyo y los pasos siguientes. Esto no sólo aporta claridad a los afectados, sino también un plan sobre cómo afrontar su situación. El apoyo profesional también incluye la oportunidad de hacer preguntas y expresar preocupaciones, lo que a menudo no es posible con la misma profundidad en un contexto no profesional.

Además, el diagnóstico y el asesoramiento profesionales pueden ayudar a reducir el estigma asociado a las enfermedades mentales. Al facilitar información y desmentir mitos, los profesionales pueden contribuir a normalizar

21

la enfermedad y animar a los afectados a hablar abiertamente de su situación y buscar apoyo.

Importancia del apoyo profesional

Sólo los especialistas cualificados pueden ofrecer una planificación completa del tratamiento, que puede incluir tanto medicación como intervenciones psicoterapéuticas. También pueden supervisar la progresión de la enfermedad y adaptar el tratamiento en consecuencia.

Promover la comprensión y la empatía hacia las personas con enfermedades mentales es importante y encomiable. Sin embargo, cualquiera que se ocupe de este tema debe reconocer los límites de sus capacidades y respetar la importancia de un diagnóstico y un tratamiento expertos. Es esencial promover una cultura de apoyo en la que la búsqueda de ayuda profesional no sólo se acepte, sino que se fomente.

La dificultad de los diagnósticos profesionales

El diagnóstico de las enfermedades mentales es un reto importante incluso para los profesionales, a menudo plagado de ambigüedades, incoherencias y a veces incluso contradicciones. Estas dificultades son en parte directamente atribuibles a la naturaleza de los trastornos mentales, pero también reflejan la complejidad de la psique humana y las limitaciones de los sistemas de diagnóstico existentes.

Los trastornos mentales difieren fundamentalmente de muchas enfermedades físicas, ya que no siempre se caracterizan por síntomas claramente definibles u objetivamente mensurables. En cambio, su diagnóstico suele basarse en la descripción subjetiva de sensaciones, patrones de pensamiento y comportamientos que deben ser interpretados tanto por la persona afectada como por el profesional que la trata. Esta naturaleza subjetiva de los síntomas hace que el diagnóstico de las enfermedades mentales sea especialmente complejo y susceptible de margen para la interpretación.

Además, las enfermedades mentales pueden tener una amplia gama de síntomas, que pueden manifestarse de forma diferente y solaparse en distintas personas. Un mismo síntoma puede aparecer en distintos trastornos, mientras que los trastornos individuales pueden caracterizarse por una variedad de síntomas diferentes. Este solapamiento y la variabilidad de los síntomas dificultan un diagnóstico claro y pueden llevar incluso a profesionales experimentados a llegar a juicios diferentes.

La psique humana también se caracteriza por una impresionante complejidad e individualidad, en la que influyen diversos factores biológicos, sociales y psicológicos. La historia vital individual, las circunstancias vitales actuales y la resiliencia personal desempeñan un papel decisivo en el desarrollo y el curso de las enfermedades mentales. Reconocer estas diferencias individuales e incluirlas en el diagnóstico es un reto adicional.

Por último, los sistemas de diagnóstico actuales también están llegando a sus límites. Aunque sistemas de clasificación como el DSM (Manual Diagnóstico y Estadístico de los Trastornos Mentales) y la CIE (Clasificación Internacional de Enfermedades) se desarrollan continuamente para normalizar y perfeccionar el diagnóstico de los trastornos mentales, no pueden reflejar plenamente la diversidad individual de las experiencias mentales. Aunque estos sistemas proporcionan directrices importantes para el diagnóstico y el tratamiento, no pueden sustituir la necesidad de un enfoque individualizado.

Además, el curso de los trastornos mentales suele ser dinámico y puede cambiar con el tiempo. Un diagnóstico inicial puede resultar incompleto o inexacto si aparecen nuevos síntomas o cambia el patrón de los síntomas existentes. Esto puede llevar a un ajuste o revisión del diagnóstico.

Perspectivas interdisciplinarias

Dentro de la atención a la salud mental, existe una diversidad de especialidades como la psiquiatría, la psicología clínica y la psicoterapia, que se caracterizan por diferentes orientaciones teóricas y enfoques diagnósticos. Esta diversidad, si bien es enriquecedora y esencial para el tratamiento integral de los trastornos mentales, también alberga la posibilidad de que existan diferentes interpretaciones de los mismos síntomas, lo que puede dar lugar a diagnósticos dispares.

Psiquiatra

Los psiquiatras, formados como médicos, tienden a considerar la enfermedad mental predominantemente desde una perspectiva biológica, centrándose en los desequilibrios químicos del cerebro, los factores genéticos o las afecciones neurológicas. Sus métodos de diagnóstico y tratamiento suelen estar orientados a los fármacos, aunque muchos también reconocen la importancia de las intervenciones psicoterapéuticas.

Psicólogos

Los psicólogos clínicos aportan una perspectiva diferente que se basa en gran medida en pruebas y evaluaciones psicológicas para comprender en profundidad el estado mental de una persona. Utilizan una amplia gama de procedimientos de prueba para evaluar los aspectos cognitivos, emocionales y conductuales de la salud mental, lo que puede dar lugar a diagnósticos que tengan más en cuenta los contextos psicológicos y sociales del individuo.

Psicoterapeutas

Los psicoterapeutas, que pueden estar formados en distintas escuelas terapéuticas -como la terapia cognitivo-conductual, el psicoanálisis o los enfoques humanistas-, suelen aportar sus propias orientaciones teóricas al diagnóstico y el tratamiento. Estas orientaciones influyen en cómo se interpretan los síntomas, qué significado se atribuye a determinados acontecimientos vitales o patrones de conducta y qué estrategias de tratamiento se consideran más eficaces.

Estas diferentes perspectivas y enfoques pueden dar lugar a distintas interpretaciones de los mismos síntomas, lo que se traduce en diagnósticos diferentes. Mientras que un psiquiatra puede recomendar medicación para un trastorno concreto, un psicoterapeuta puede considerar más eficaz una forma específica de psicoterapia basándose en su evaluación de la dinámica psicológica subyacente.

Límites de la investigación actual

A pesar de los notables avances logrados en la comprensión de las enfermedades mentales, aún quedan muchos interrogantes sobre las causas exactas, los tratamientos más eficaces y la clasificación de los trastornos. Estas incertidumbres se deben en parte a la complejidad inherente de los trastornos mentales, en los que influyen diversos factores biológicos, psicológicos y sociales. Estos factores interactúan de forma compleja, lo que dificulta la determinación de causas claras y complica el desarrollo de tratamientos universalmente eficaces.

La complejidad de las causas y de los factores que influyen en ellas suscita un debate permanente sobre la mejor forma de clasificar y tratar los trastornos mentales. Mientras que algunos expertos se centran en los aspectos biológicos y favorecen las terapias farmacológicas, otros destacan la importancia de los factores psicológicos y sociales y se basan en enfoques de tratamiento psicoterapéuticos o integradores. Estas diferentes perspectivas pueden dar lugar a incertidumbres o incluso contradicciones en la práctica diagnóstica, ya que la elección del método de tratamiento a menudo depende de la orientación teórica subyacente del profesional tratante.

Las limitaciones de los conocimientos actuales y las incertidumbres resultantes subrayan la importancia de seguir investigando en psiquiatría y psicología. También nos recuerdan la necesidad de un enfoque de la práctica clínica flexible y centrado en el paciente, que tenga en cuenta las necesidades y circunstancias individuales de cada persona. Este enfoque requiere un compromiso constante con las nuevas pruebas y la voluntad de adaptar los planes de tratamiento en función de la información más reciente disponible. Se trata de un proceso dinámico que requiere no sólo la experiencia del profesional, sino también su capacidad para empatizar y entablar un diálogo con los afectados a fin de lograr los mejores resultados posibles del tratamiento.

Aspectos básicos de la salud mental

Definición de salud y enfermedad mental

La salud y la enfermedad mentales abarcan una amplia gama de trastornos que afectan a nuestro bienestar emocional, psicológico y social. La definición de estos conceptos ha evolucionado con el tiempo y varía según el contexto cultural, social e individual. No obstante, hay principios básicos que gozan de reconocimiento general.

La salud mental se refiere a un estado de bienestar en el que una persona puede desarrollar sus capacidades, hacer frente a las tensiones normales de la vida, trabajar de forma productiva y fructífera y contribuir a su comunidad. No se trata sólo de la ausencia de trastornos o discapacidades mentales, sino de un bienestar integral y de la capacidad de vivir y disfrutar plenamente de la vida. La salud mental es parte integrante de la salud; de hecho, no hay salud sin salud mental.

Las enfermedades mentales, también conocidas como trastornos mentales, abarcan una amplia gama de problemas, con síntomas variables que afectan a los pensamientos, los sentimientos, el comportamiento y las interacciones con los demás. Estos trastornos pueden estar causados por diversos factores, como influencias genéticas, biológicas, ambientales y psicológicas. Los trastornos mentales más comunes son la depresión, los trastornos de ansiedad, el trastorno bipolar, los trastornos alimentarios y la esquizofrenia. Las enfermedades mentales suelen ser diagnosticadas y tratadas por profesionales como psiquiatras, psicólogos y trabajadores sociales clínicos, a menudo utilizando criterios de diagnóstico estandarizados como el Manual Diagnóstico y Estadístico de los Trastornos Mentales (DSM) o la Clasificación Internacional de Enfermedades (CIE).

La distinción entre salud mental y enfermedad no siempre está clara. Son muchos los factores que contribuyen a ello, entre ellos la capacidad del individuo para hacer frente al estrés, establecer y mantener relaciones interpersonales y la capacidad para trabajar y participar en la sociedad. Además, puede haber diferencias culturales en la percepción y evaluación del bienestar mental y el comportamiento, lo que complica aún más la definición y comprensión de la salud y la enfermedad mentales.

La importancia de la salud mental en la sociedad ha aumentado en los últimos años, con una mayor atención a la prevención de las enfermedades mentales, la promoción del bienestar mental y la desestigmatización de los trastornos mentales. Mediante la educación, la concienciación y el apoyo, las personas y las comunidades pueden estar mejor preparadas para afrontar los problemas de salud mental y mejorar su calidad de vida en general.

Panorama del espectro de los trastornos mentales

El espectro de los trastornos mentales es amplio y abarca una variedad de afecciones que pueden afectar al bienestar emocional, psicológico y social de un individuo. Estos trastornos varían en gravedad y severidad y pueden afectar a la vida diaria en distintos grados. A continuación se ofrece una visión general de algunas de las principales categorías de trastornos mentales según se clasifican en manuales de diagnóstico comunes como el DSM (Manual Diagnóstico y Estadístico de los Trastornos Mentales) y la CIE (Clasificación Internacional de Enfermedades).

Trastornos afectivos (trastornos del estado de ánimo)

La categoría de trastornos afectivos, también conocidos como trastornos del estado de ánimo, incluye aquellas enfermedades mentales que afectan principalmente al estado de ánimo de un individuo. Estos trastornos pueden tener un profundo impacto en la vida diaria de un individuo, en su capacidad para trabajar y en sus relaciones interpersonales. Los trastornos afectivos más conocidos son la depresión y el trastorno bipolar, que difieren en sus manifestaciones y en la forma de tratarlos.

La depresión es uno de los trastornos mentales más comunes en todo el mundo y se caracteriza por una serie de síntomas emocionales, cognitivos y físicos. Los principales síntomas de la depresión son la tristeza persistente, una marcada pérdida de interés por actividades que antes se consideraban gratificantes y una incapacidad general para sentir placer. Estos síntomas emocionales suelen ir acompañados de una disminución de la autoestima, sentimientos de culpa, desesperanza, dificultad para tomar decisiones, trastornos del sueño y cambios en el apetito o el peso. En casos graves, pueden aparecer pensamientos de muerte o suicidio.

El trastorno bipolar, antes conocido como enfermedad maníaco-depresiva, se caracteriza por una alternancia entre episodios maníacos, hipomaníacos y depresivos. La manía describe periodos de humor elevado o irritable, mayor actividad o energía que difieren significativamente del estado normal de la persona. Durante un episodio maníaco, los afectados pueden experimentar una menor necesidad de dormir, una confianza exagerada en sí mismos, alteraciones del juicio, mayor locuacidad y, en ocasiones, delirios o alucinaciones. Los episodios hipomaníacos son similares a los maníacos, pero son menos intensos y no provocan los importantes trastornos sociales o laborales típicos de la manía. Los episodios depresivos del trastorno bipolar son similares a los observados en la depresión unipolar, e incluyen tristeza profunda y pérdida de interés.

Trastornos de ansiedad

Los trastornos de ansiedad son un grupo de enfermedades mentales caracterizadas por sentimientos intensos, persistentes y a menudo desproporcionados de ansiedad, preocupación y miedo. Estos sentimientos van mucho más allá de las preocupaciones habituales y temporales de la vida cotidiana y pueden tener un impacto significativo en la vida diaria y el bienestar de los afectados. Los trastornos de ansiedad están muy extendidos e incluyen varios diagnósticos específicos que difieren en los desencadenantes de la ansiedad y en las manifestaciones de los síntomas.

El trastorno de ansiedad generalizada (TGA) se caracteriza por una preocupación persistente, excesiva y a menudo irreal por las cosas cotidianas. A las personas con TGA les resulta difícil controlar estas preocupaciones y a menudo experimentan una serie de síntomas físicos como inquietud, fatiga, dificultad para concentrarse, irritabilidad, tensión muscular y problemas de sueño.

El trastorno de pánico se caracteriza por ataques de pánico recurrentes e inesperados, es decir, periodos intensos de miedo o malestar que ocurren de repente y alcanzan su punto álgido en pocos minutos. Durante un ataque de pánico pueden aparecer diversos síntomas, como taquicardia, sudoración, temblores, dificultad para respirar, sensación de ahogo, dolor torácico, náuseas, mareos y miedo a perder el control o morir.

El trastorno de ansiedad social, también conocido como fobia social, se caracteriza por un miedo marcado y persistente a las situaciones sociales o de actuación en las que la persona está expuesta a la evaluación de los demás. Este miedo a pasar vergüenza o a ser juzgado puede hacer que quienes lo padecen eviten las interacciones sociales, lo que puede tener un impacto significativo en las relaciones personales y las oportunidades profesionales.

Las fobias específicas se caracterizan por un miedo intenso e irracional a un objeto o situación concretos que va mucho más allá de la amenaza real. Algunas fobias comunes son el miedo a determinados animales, a las alturas, a volar o a las inyecciones. Este miedo lleva a menudo a la persona afectada a hacer grandes esfuerzos para evitar los objetos o situaciones temidos, lo que puede afectar a su calidad de vida.

Trastornos obsesivo-compulsivos y trastornos afines

El trastorno obsesivo-compulsivo y los trastornos relacionados pertenecen a un grupo de enfermedades mentales caracterizadas por pensamientos recurrentes, intrusivos y no deseados (pensamientos obsesivos) y comportamientos repetitivos o acciones mentales (compulsiones) que los individuos se sienten obligados a realizar en respuesta a los pensamientos obsesivos o de acuerdo con reglas estrictas. Estas compulsiones suelen entenderse como intentos de reducir la ansiedad o el malestar causados por los pensamientos obsesivos, aunque suelen ser exagerados o no realmente útiles.

En el trastorno obsesivo-compulsivo, los afectados experimentan pensamientos, impulsos o ideas persistentes y perturbadores que les provocan estrés o ansiedad. Para neutralizar o aliviar estos sentimientos, desarrollan comportamientos compulsivos como lavarse las manos, organizar o comprobar excesivamente. Estas acciones pueden consumir mucho tiempo y provocar un deterioro considerable en el funcionamiento social, profesional u otras áreas importantes.

El trastorno dismórfico corporal es un trastorno relacionado en el que las personas que lo padecen están excesivamente preocupadas por los defectos o imperfecciones que perciben en su aspecto y que a menudo son imperceptibles para los demás. Esta preocupación exagerada provoca una angustia considerable y puede dar lugar a comportamientos repetitivos como mirarse con frecuencia al espejo, depilarse la piel o la necesidad de reafirmación constante.

El trastorno por acumulación es otro trastorno relacionado que se caracteriza por una dificultad persistente para desechar o desprenderse de objetos, independientemente de su valor real. Esta acumulación de objetos puede dar lugar a espacios de vida desordenados y desordenados que pueden suponer graves riesgos para la seguridad o la higiene.

Trastornos alimentarios

Los trastornos alimentarios son enfermedades mentales complejas caracterizadas por comportamientos alimentarios gravemente anormales o desordenados que tienen un profundo impacto en la salud física, el bienestar psicológico y el funcionamiento social de los afectados. Estos trastornos suelen ir asociados a intensos sentimientos de ansiedad, vergüenza y pérdida de control, y pueden poner en peligro la vida si no se tratan. Los trastornos alimentarios más comunes son la anorexia nerviosa, la bulimia nerviosa y el trastorno por atracón.

La anorexia nerviosa se caracteriza por un peso corporal extremadamente bajo, un miedo intenso a engordar y una percepción distorsionada de la propia imagen corporal. Las personas con anorexia nerviosa adoptan hábitos alimentarios extremadamente restrictivos para adelgazar o evitar engordar, aunque ya tengan un peso inferior al normal. Este trastorno puede provocar graves complicaciones de salud, como problemas cardiacos, osteoporosis e infertilidad.

La bulimia nerviosa se caracteriza por episodios recurrentes de atracones, durante los cuales se consumen grandes cantidades de comida en un breve periodo de tiempo, seguidos de comportamientos compensatorios como el vómito autoinducido, el ejercicio excesivo o el uso de laxantes para evitar el aumento de peso. Estos ciclos de atracones y comportamientos compensatorios pueden provocar graves problemas físicos y psicológicos, como desequilibrios electrolíticos, problemas gastrointestinales y daños en la autoestima.

El trastorno por atracón se caracteriza por episodios repetidos de atracones, en los que los afectados consumen grandes cantidades de comida en un corto periodo de tiempo, a menudo hasta un punto de malestar extremo. A diferencia de la bulimia nerviosa, estos episodios de atracones no van seguidos de un comportamiento compensatorio regular, que a menudo conduce al sobrepeso o la obesidad. Los afectados suelen experimentar sentimientos de culpa, vergüenza y desesperación por su incapacidad para controlar su conducta alimentaria.

Trastornos psicóticos

Los trastornos psicóticos son un grupo de enfermedades mentales caracterizadas por profundos cambios en el pensamiento y la percepción de la realidad. Los rasgos más llamativos de estos trastornos son las alucinaciones y los delirios. Las alucinaciones son experiencias sensoriales sin estímulo externo, como oír voces que no existen, mientras que los delirios son creencias inamovibles pero falsas que no pueden alterarse con la realidad ni con argumentos racionales. Estos síntomas pueden causar una angustia considerable y afectar gravemente a la capacidad de la persona para desenvolverse en la vida cotidiana.

La esquizofrenia es quizá el trastorno psicótico más conocido e intensamente investigado. Abarca una amplia gama de síntomas que pueden dividirse en tres categorías: síntomas positivos, negativos y cognitivos. Los síntomas positivos se refieren a la adición de experiencias a la percepción normal, como alucinaciones y delirios. Los síntomas negativos se caracterizan por una falta o pérdida de funciones y capacidades, como embotamiento emocional, pérdida de motivación o interés y reducción de la producción del habla. Los síntomas cognitivos se refieren al deterioro de la memoria, la atención y la capacidad de organizar y planificar la información.

Las causas de los trastornos psicóticos son diversas e incluyen factores genéticos, biológicos y ambientales. Las investigaciones sugieren que una combinación de predisposición genética y determinados factores ambientales, como el estrés o el abuso de sustancias, puede aumentar el riesgo de desarrollar un trastorno psicótico.

El tratamiento de los trastornos psicóticos suele requerir un enfoque multimodal que incluye medicación (normalmente antipsicóticos), psicoterapia y apoyo social. El objetivo del tratamiento es aliviar los síntomas, prevenir las recaídas y ayudar a los afectados a llevar una vida lo más normal y satisfactoria posible. La intervención precoz y la atención continua e integral son cruciales para mejorar el pronóstico y la calidad de vida de los afectados.

Trastornos de la personalidad

Los trastornos de la personalidad comprenden un grupo de enfermedades mentales en las que existen patrones persistentes y profundamente arraigados de comportamiento y experiencia interior que se desvían significativamente de las expectativas culturales. Estos patrones son rígidos y omnipresentes en diversos ámbitos de la vida, suelen provocar sufrimiento personal y pueden mermar la capacidad para desenvolverse en entornos sociales o profesionales.

El trastorno límite de la personalidad se caracteriza por relaciones intensas e inestables, una imagen fluctuante de sí mismo, fuertes reacciones emocionales y un acusado miedo al abandono. Las personas que padecen este trastorno suelen experimentar fuertes cambios de humor y pueden mostrar un comportamiento impulsivo, que puede desembocar en conductas autolesivas o pensamientos suicidas.

El trastorno de personalidad antisocial se caracteriza por un patrón de desprecio y violación de los derechos de los demás que comienza a partir de los 15 años. Sus características son el engaño, la manipulación, la impulsividad, la irritabilidad, la agresividad y la falta de remordimientos. Las personas con trastorno antisocial de la personalidad suelen mostrar un comportamiento contrario a las normas y leyes sociales.

El trastorno narcisista de la personalidad se caracteriza por un patrón generalizado de grandiosidad (en la fantasía o el comportamiento), necesidad de admiración y falta de empatía. Los individuos con este trastorno suelen tener un sentido exagerado de su propia importancia, una profunda necesidad de admiración excesiva y una marcada disposición a explotar a los demás en beneficio propio.

Traumatismos y trastornos relacionados con el estrés

Los trastornos que surgen como reacción directa a acontecimientos traumáticos o extremadamente estresantes constituyen una categoría aparte dentro de las enfermedades mentales. Estos trastornos se manifiestan a través de una variedad de síntomas emocionales, cognitivos y físicos que pueden tener un impacto significativo en la vida diaria y el bienestar de los afectados. Entre los más conocidos están el trastorno de estrés postraumático (TEPT) y los trastornos de adaptación.

El trastorno de estrés postraumático se desarrolla como reacción a la confrontación directa con uno o más acontecimientos que implican la muerte real o la amenaza de muerte, lesiones graves o una amenaza para la integridad física de uno mismo o de los demás. El TEPT se caracteriza por la experiencia repetida del trauma en recuerdos angustiosos, sueños o flashbacks, evitación de estímulos asociados con el trauma, cambios negativos persistentes en los pensamientos y el estado de ánimo, y aumento de la excitación y la irritabilidad.

Los trastornos de adaptación, por su parte, se producen en respuesta a factores estresantes identificables que provocan síntomas emocionales o conductuales en los tres meses siguientes al suceso. Estos factores estresantes pueden ser de diversa índole, como problemas de pareja, cambios profesionales o enfermedades graves. Los síntomas de los trastornos de adaptación, que incluyen tristeza, ansiedad, trastornos del sueño y dificultad para concentrarse, suelen ser menos graves que los del TEPT, pero aún así pueden perjudicar el funcionamiento y el rendimiento social.

Trastornos relacionados con sustancias y adicciones

Los trastornos relacionados con sustancias abordan los problemas derivados del consumo de sustancias como el alcohol, el cannabis, los opiáceos y otras drogas. Estos trastornos abarcan una amplia gama de cuestiones, desde la dependencia y el abuso hasta los síntomas de abstinencia, y pueden tener un profundo impacto en la salud física, el bienestar psicológico, las relaciones interpersonales y la capacidad de participar en la vida profesional y social.

La dependencia, a menudo denominada adicción, se caracteriza por un fuerte deseo de consumir la sustancia, la pérdida de control sobre su uso, el consumo continuado a pesar de las consecuencias perjudiciales, una mayor prioridad del consumo de la sustancia sobre otras actividades y obligaciones, una mayor tolerancia y, en ocasiones, la aparición de síntomas de abstinencia.

El abuso de una sustancia hace referencia a un patrón de consumo de sustancias que provoca un deterioro o sufrimiento significativo, como problemas reiterados con la ley, conducción bajo los efectos de sustancias de forma reiterada, consumo continuado a pesar de los problemas interpersonales causados por los efectos de la sustancia y consumo en situaciones en las que resulta peligroso.

La abstinencia es un resultado directo de la adicción y se produce cuando el cuerpo reacciona a la reducción o el cese del consumo de sustancias con síntomas físicos y psicológicos. Estos síntomas pueden variar en función de la sustancia y van desde dolores de cabeza, náuseas, temblores y sudoración hasta consecuencias más graves como convulsiones o delirios.

Causas y factores de riesgo de las enfermedades mentales

Las causas y los factores de riesgo de las enfermedades mentales son múltiples e implican una compleja interacción de elementos genéticos, biológicos, ambientales y psicosociales. Esta diversidad se refleja en la forma en que se desarrolla y se ve influida la enfermedad mental, sin que ningún factor sea a menudo el único responsable. A continuación se ofrece una visión general de las diversas causas y factores de riesgo de las enfermedades mentales.

Factores genéticos

La herencia desempeña un papel en muchos trastornos mentales. Las investigaciones han demostrado que las personas con un pariente cercano que padece un trastorno mental tienen un mayor riesgo de desarrollarlo ellas mismas. Las predisposiciones genéticas pueden aumentar el riesgo de trastornos como la esquizofrenia, el trastorno bipolar, la depresión y los trastornos de ansiedad. Es importante destacar que la presencia de genes asociados a enfermedades mentales no significa necesariamente que una persona vaya a desarrollar dicha enfermedad. La interacción de estos genes con los factores ambientales desempeña un papel crucial.

Factores biológicos

Además de la genética, también pueden influir otros factores biológicos. Entre ellos están los cambios neuroquímicos, las anomalías estructurales o funcionales del cerebro y los desequilibrios hormonales. Por ejemplo, se cree que un desequilibrio de los neurotransmisores (como la serotonina y la dopamina) desempeña un papel en la depresión y otros trastornos del estado de ánimo.

Factores medioambientales

Los acontecimientos vitales y las condiciones ambientales también pueden aumentar el riesgo de enfermedad mental. Experiencias traumáticas como los malos tratos, el abandono en la infancia, la pérdida de un ser querido o los accidentes graves pueden ser factores predisponentes. El estrés crónico, las malas condiciones de vida, la pobreza y la falta de una red social de apoyo también pueden influir.

Factores psicosociales

Elementos como la educación, las relaciones interpersonales y los factores de estrés cotidianos pueden influir en las condiciones de salud mental. El aislamiento, la falta de apoyo social, los conflictos familiares y el estrés laboral son factores de riesgo conocidos. Los factores psicosociales también pueden influir en la forma en que una persona afronta los riesgos biológicos y genéticos de padecer una enfermedad mental.

Estilo de vida y comportamiento

El abuso de sustancias, incluidos el alcohol y las drogas, puede aumentar el riesgo de trastornos mentales o agravar los ya existentes. La falta de actividad física, la mala alimentación y un sueño inadecuado también pueden aumentar el riesgo o exacerbar los síntomas de trastornos mentales ya existentes.

Factores relacionados con el desarrollo

Las experiencias de la infancia y la adolescencia, incluido el desarrollo de mecanismos de afrontamiento y rasgos de personalidad, pueden influir en el riesgo de padecer enfermedades mentales. Los trastornos del desarrollo que comienzan en la infancia, como los trastornos del espectro autista y el trastorno por déficit de atención con hiperactividad (TDAH), tienen sus propios factores de riesgo y causas específicas.

Es crucial comprender que la interacción de estos factores es única para cada individuo, lo que significa que dos personas con la misma enfermedad pueden tener caminos muy diferentes para desarrollar su trastorno. Comprender estas múltiples causas y factores de riesgo es importante para desarrollar estrategias eficaces de prevención y tratamiento de las enfermedades mentales.

La importancia de la resiliencia y la prevención

La resiliencia y la prevención desempeñan un papel central en el contexto de la salud mental y son cruciales para promover el bienestar y reducir el riesgo de enfermedad mental. Estos conceptos ofrecen importantes puntos de partida para ayudar a las personas y las comunidades a afrontar los retos y llevar una vida plena, incluso en medio de la adversidad.

Resiliencia

La resiliencia se refiere a la capacidad de una persona para recuperarse de contratiempos, adaptarse y prosperar a pesar de condiciones adversas o factores de estrés graves. Es una capacidad dinámica que puede reforzarse, más que un rasgo inmutable. Las personas resilientes suelen ser capaces de superar crisis y salir fortalecidas de experiencias difíciles. Entre los factores clave que fomentan la resiliencia se encuentran las relaciones positivas, la autoeficacia, la capacidad de regulación emocional, el optimismo y la capacidad de fijar objetivos realistas y trabajar para alcanzarlos.

Reforzar la resiliencia es especialmente importante, ya que no sólo ayuda a reducir el riesgo de trastornos mentales, sino que también mejora el bienestar general. Las intervenciones para fomentar la resiliencia pueden incluir estrategias individuales como técnicas de gestión del estrés, formación en atención plena y terapias cognitivo-conductuales. También pueden funcionar a nivel comunitario promoviendo el apoyo social, facilitando el acceso a los recursos y creando una cultura de aceptación y comprensión de la salud mental.

Prevención

La prevención se refiere a las medidas destinadas a evitar o retrasar la aparición de trastornos mentales. Los enfoques preventivos pueden dividirse en prevención primaria, secundaria y terciaria:

- ✓ La prevención primaria pretende evitar la aparición de nuevos casos de trastornos mentales en el conjunto de la población o en los grupos de riesgo. Esto puede lograrse con medidas generales como la educación en salud mental, la promoción del ejercicio y la alimentación sana, así como con programas específicos para grupos vulnerables.
- ✓ La prevención secundaria se centra en la detección precoz y el tratamiento de los trastornos mentales para evitar o minimizar su progresión. Esto incluye programas de cribado y el uso precoz de intervenciones terapéuticas.
- ✓ La prevención terciaria se refiere a las medidas destinadas a reducir la gravedad de los trastornos mentales existentes y prevenir las recaídas. Entre ellas se encuentran los programas de tratamiento integral, la rehabilitación y los grupos de apoyo.

Combinando las estrategias de prevención y el fomento de la resiliencia, las personas y las comunidades pueden responder mejor a los retos, reducir la incidencia de los trastornos mentales y promover una sociedad integradora que valore y apoye el bienestar mental. La integración de estos enfoques en las escuelas, los lugares de trabajo y el sistema sanitario puede contribuir a crear una población más fuerte, sana y resiliente.

Conocimiento de los trastornos mentales

Trastornos depresivos: Signos y síntomas

Los trastornos depresivos se encuentran entre las enfermedades mentales más comunes en todo el mundo y se caracterizan por una variedad de síntomas emocionales, físicos y cognitivos que pueden afectar significativamente a la vida diaria y al bienestar de los afectados. Los síntomas y su gravedad pueden variar de una persona a otra, y no todas las personas con un trastorno depresivo experimentarán todos los síntomas. He aquí algunos de los signos y síntomas más comunes que pueden indicar un trastorno depresivo:

Síntomas emocionales

- ✓ Tristeza persistente o bajo estado de ánimo que dura la mayoría de los días y la mayor parte del día durante un período prolongado.
- ✓ Sentimientos de desesperanza, pesimismo o desesperación.
- ✓ Disminución del interés o el placer por actividades que antes se consideraban placenteras, incluidas las aficiones, las actividades sociales o el sexo.
- ✓ Sentimientos de inutilidad o culpa excesiva o inapropiada.

✓ Pensamientos de muerte o suicidio, intentos de suicidio o planes de suicidio.

Síntomas físicos

✓ Cambios significativos de peso (pérdida o aumento de peso) sin hacer dieta ni cambios en el apetito.

✓ Trastornos del sueño, incluido el insomnio o el sueño excesivo (hipersomnia).

✓ Agitación o enlentecimiento psicomotor (por ejemplo, inquietud, sensación de estar físicamente más lento).

✓ Pérdida de energía o aumento de la fatiga, incluso tras un esfuerzo físico o mental menor.

✓ Síntomas físicos sin una causa médica clara, como dolores de cabeza, problemas digestivos o dolor crónico.

Síntomas cognitivos

✓ Dificultad para concentrarse, recordar o tomar decisiones.

✓ Capacidad reducida para pensar con claridad o concentrarse en las tareas.

✓ Visiones negativas o distorsionadas de uno mismo, de las propias circunstancias y del futuro.

Trastornos de ansiedad: Características reconocibles

Los trastornos de ansiedad son un grupo de trastornos mentales caracterizados por un miedo y una ansiedad pronunciados y persistentes que van más allá de las reacciones habituales y temporales ante situaciones estresantes. Se encuentran entre las enfermedades mentales más comunes e incluyen varios subtipos, como el trastorno de ansiedad generalizada, el trastorno de pánico, el trastorno de ansiedad social (fobia social), las fobias específicas y el trastorno obsesivo-compulsivo. A pesar de sus diferencias, comparten características y síntomas comunes reconocibles que orientan su diagnóstico y tratamiento. He aquí algunos de los síntomas y características más comunes de los trastornos de ansiedad:

Preocupación y ansiedad excesivas

Una característica fundamental de los trastornos de ansiedad es la tendencia a preocuparse de forma persistente y excesiva por diversos acontecimientos o actividades. Estas preocupaciones suelen ser desproporcionadas en relación con la amenaza o el peligro reales.

Síntomas físicos

✓ Los trastornos de ansiedad pueden causar diversos síntomas físicos, como
✓ Palpitaciones
✓ Sudando
✓ Temblores

49

✓ Boca seca
✓ Dificultad para respirar o sensación de opresión en el pecho.
✓ Náuseas, molestias gastrointestinales
✓ Mareos o aturdimiento
✓ Tensión muscular

Comportamiento de evitación

Las personas con trastornos de ansiedad tienden a evitar situaciones u objetos que podrían desencadenar su ansiedad. Aunque esto puede proporcionar un alivio a corto plazo, la conducta de evitación contribuye a mantener la ansiedad a largo plazo.

Ataques de pánico

Algunos trastornos de ansiedad, en particular el trastorno de pánico, implican oleadas repentinas de miedo o malestar intensos que alcanzan su punto álgido en pocos minutos y pueden ir acompañados de síntomas como taquicardia, sudoración, temblores, dificultad para respirar, sensación de ahogo o miedo a volverse loco o morir.

Distorsiones cognitivas

Las personas con trastornos de ansiedad suelen experimentar distorsiones cognitivas, como pensamientos muy negativos (por ejemplo, esperar lo peor de una situación) o generalizaciones excesivas. Estos patrones de pensamiento pueden reforzar la ansiedad y contribuir a una imagen negativa de uno mismo.

Tendencias al retraimiento social

En el trastorno de ansiedad social, en particular, los afectados se aíslan de las interacciones sociales por miedo a ser juzgados negativamente, avergonzados o rechazados por los demás.

Trastornos bipolares y afines

Los trastornos bipolares y afines se caracterizan por cambios de humor que van mucho más allá de los altibajos normales de la vida. Estos cambios de humor incluyen estados de ánimo episódicos, extremadamente elevados o irritables (manía o hipomanía) y episodios depresivos. Aún no se conocen con exactitud las causas del trastorno bipolar, pero influyen factores genéticos, neurobiológicos y ambientales. Estos son algunos de los signos y síntomas más comunes asociados al trastorno bipolar:

Episodios maníacos

Un episodio maníaco es un periodo de estado de ánimo anormal y persistentemente elevado, expansivo o irritable y de mayor actividad o energía que dura la mayor parte de los días, la mayor parte del día, durante un periodo de al menos una semana. Los síntomas pueden incluir:

✓ Autoestima exagerada o delirios de grandeza

✓ Reducción de la necesidad de dormir (por ejemplo, se siente renovado tras pocas horas de sueño).

✓ Mayor necesidad de hablar

✓ Pensamientos acelerados o sensación subjetiva de que los pensamientos se agolpan unos sobre otros.

✓ Se distrae fácilmente

✓ Aumento de las actividades intencionadas (sociales, laborales, escolares o sexuales) o inquietud física.

✓ Preocupación excesiva por actividades placenteras que tienen un alto potencial de consecuencias dolorosas (por ejemplo, compras desenfrenadas, escapadas sexuales, inversiones empresariales insensatas).

Episodios hipomaníacos

Un episodio hipomaníaco es similar a un episodio maníaco, pero es menos intenso y sin la grave disfunción social o laboral típica de los episodios maníacos. Los síntomas deben estar presentes durante al menos cuatro días consecutivos.

Episodios depresivos

Durante un episodio depresivo, las personas con trastorno bipolar experimentan síntomas similares a los de la depresión mayor, entre ellos

- ✓ Sentimientos persistentes de tristeza, vacío o desesperanza.
- ✓ Interés o placer notablemente reducidos en casi todas las actividades.
- ✓ Cambios significativos de peso o apetito
- ✓ Problemas de sueño (insomnio o hipersomnia)
- ✓ Agitación o inhibición psicomotriz
- ✓ Cansancio o pérdida de energía
- ✓ Sentimientos de inutilidad o culpa excesiva
- ✓ Reducción de la capacidad de concentración o dificultad para tomar decisiones
- ✓ Pensamientos de muerte o suicidio

Cambio de episodios

Una característica clave del trastorno bipolar es la alternancia entre episodios maníacos/hipomaníacos y episodios depresivos. La frecuencia y duración de estos episodios puede variar enormemente.

Esquizofrenia y otros trastornos psicóticos

La esquizofrenia y otros trastornos psicóticos se caracterizan por un espectro de síntomas que afectan significativamente a la percepción, el pensamiento, las emociones y el comportamiento de una persona. Estos trastornos pueden tener un profundo impacto en la vida diaria y en la capacidad de participar en actividades sociales o laborales. Aunque los síntomas específicos pueden variar de un trastorno a otro, comparten características comunes que pueden clasificarse en síntomas positivos, negativos y cognitivos. Estas son algunas de las características típicas de la esquizofrenia y otros trastornos psicóticos:

Síntomas positivos

Los síntomas positivos añaden algo a la experiencia normal e incluyen pensamientos o percepciones inusuales, tales como

- ✓ Alucinaciones: Ilusiones sensoriales que pueden producirse de cualquier forma sensorial, incluida la audición (por ejemplo, oír voces que otros no oyen), ver, oler, saborear o sentir cosas que no existen.
- ✓ Delirios: Creencias falsas que se mantienen a pesar de las pruebas en contrario. Pueden incluir delirios de persecución (creencias de ser perseguido o victimizado), delirios de grandeza (creencias de tener habilidades extraordinarias, riqueza o importancia) u otras creencias erróneas.
- ✓ Trastornos del pensamiento: Formas de pensar inusuales o disfuncionales, incluido el pensamiento desorganizado, que puede ser evidente

en el lenguaje (por ejemplo, asociaciones sueltas, neologismos) o dificultad para pensar lógicamente.

Síntomas negativos

Los síntomas negativos se refieren a la ausencia o pérdida de funciones y comportamientos normales:

- ✓ Aplanamiento afectivo: Reducción de la expresión emocional, incluyendo expresiones faciales planas o inadecuadas, habla monótona o falta de gestos.
- ✓ Alogia: Empobrecimiento del pensamiento o de la palabra, que puede manifestarse en respuestas cortas y vacías a las preguntas.
- ✓ Anhedonia: incapacidad de sentir placer o interés por actividades que antes se percibían como placenteras.
- ✓ Retraimiento social: Falta de motivación o interés por las interacciones sociales, que conduce al aislamiento y la soledad.

Síntomas cognitivos

Los síntomas cognitivos afectan a los procesos de pensamiento y pueden perjudicar gravemente el estilo de vida:

- ✓ Problemas de concentración: dificultad para mantener la atención o centrarse en las tareas.

✓ Problemas de memoria: dificultades con la memoria a corto o largo plazo.

✓ Dificultades para tomar decisiones: Problemas para tomar decisiones o planificar y organizar tareas.

Trastornos de la personalidad

Los trastornos de la personalidad son trastornos mentales caracterizados por patrones de conducta, pensamiento y sentimiento arraigados y persistentes que se desvían de las expectativas de la sociedad y provocan problemas o sufrimientos importantes en diversos ámbitos de la vida. Estos patrones son inflexibles y se dan en una amplia gama de situaciones personales y sociales, lo que a menudo conduce a relaciones disfuncionales y dificultades para hacer frente a la vida cotidiana. Los trastornos de la personalidad se dividen en tres grupos, cada uno caracterizado por rasgos y síntomas similares:

Grupo A (los "excéntricos")

Este grupo incluye trastornos de la personalidad caracterizados por comportamientos extraños o excéntricos. Estos incluyen:

✓ Trastorno paranoide de la personalidad: Desconfianza y sospecha de los demás cuyos motivos se interpretan como maliciosos.

✓ Trastorno esquizoide de la personalidad: falta de interés por las relaciones sociales, tendencia a estar solo, expresividad emocional limitada.

✓ Trastorno esquizotípico de la personalidad: comportamiento excéntrico y pensamiento anormal, malestar en las relaciones cercanas, a menudo asociado a pensamientos y percepciones distorsionados.

Grupo B (los "dramáticos, emocionales o malhumorados")

Las personas con trastornos de este grupo suelen mostrar un comportamiento dramático, exagerado o impredecible:

✓ Trastorno antisocial de la personalidad: Desprecio y violación de los derechos de los demás, a menudo asociado al engaño y la manipulación.

✓ Trastorno límite de la personalidad: inestabilidad en las relaciones interpersonales, la autoimagen y las emociones, así como una marcada impulsividad.

✓ Trastorno histriónico de la personalidad: Excesiva expresión emocional y búsqueda de atención.

✓ Trastorno narcisista de la personalidad: Gran necesidad de admiración, falta de empatía por los demás, convicción de la propia especialidad.

Grupo C (los "ansiosos o temerosos")

Este grupo incluye trastornos de la personalidad que se caracterizan principalmente por la ansiedad:

- ✓ Trastorno de la personalidad evitativo-autoconsciente: inhibiciones sociales, sentimientos de inadecuación, excesiva sensibilidad a los juicios negativos.
- ✓ Trastorno de la personalidad dependiente: Necesidad excesiva de ser cuidado, lo que conduce a un comportamiento sumiso y aferrado y al miedo a la separación.
- ✓ Trastorno obsesivo-compulsivo de la personalidad (no confundir con trastorno obsesivo-compulsivo): Obsesión por el orden, el perfeccionismo y el control, en detrimento de la flexibilidad, la apertura y la eficacia.

Trastornos asociados al abuso de sustancias

El abuso de sustancias y los trastornos relacionados con sustancias engloban una amplia gama de trastornos mentales caracterizados por el consumo nocivo de sustancias como el alcohol, las drogas ilícitas, los medicamentos con receta y otras sustancias psicoactivas. Los síntomas del abuso de sustancias pueden variar en función de la sustancia concreta, la duración del consumo y factores individuales, pero suelen incluir

✓ Desarrollo de tolerancia: Necesidad de consumir mayores cantidades de la sustancia para conseguir el efecto logrado originalmente con dosis más pequeñas.

✓ Síntomas de abstinencia: Síntomas físicos o psicológicos que aparecen cuando se reduce o deja de consumir la sustancia. Pueden variar en función de la sustancia e incluyen inquietud, temblores, sudoración, náuseas, ansiedad, irritabilidad y trastornos del sueño.

✓ Reducción del control: Dificultad para controlar el comienzo, el final o la extensión del consumo de sustancias.

✓ Tiempo dedicado: Se dedica mucho tiempo a las actividades que implican adquirir, ingerir o recuperarse de los efectos de la sustancia.

✓ Abandono de funciones importantes: Incumplimiento de funciones importantes en el trabajo, la escuela o el hogar debido al consumo de sustancias.

✓ Consumo continuado a pesar de los problemas: Consumo continuado de sustancias a pesar del conocimiento de problemas sociales, económicos, psicológicos o físicos persistentes o repetidos causados o agravados por el consumo de la sustancia.

✓ Problemas sociales e interpersonales: El consumo de la sustancia causa o agrava problemas sociales, laborales o interpersonales significativos.

✓ Abandono o reducción de actividades importantes: Abandono o reducción de actividades sociales, laborales o recreativas debido al consumo de sustancias.

✓ Consumo de riesgo: uso de la sustancia en situaciones en las que es físicamente peligrosa.

✓ Consumo continuado a pesar de problemas físicos o psicológicos: El consumo de sustancias es continuado a pesar de saber que está causando o agravando un problema físico o psicológico.

✓ Ansia: Un fuerte deseo o una especie de compulsión por consumir la sustancia.

Trastornos alimentarios y trastorno dismórfico corporal

Los trastornos alimentarios y el trastorno dismórfico corporal son enfermedades mentales complejas que afectan profundamente a la autoimagen, la conducta alimentaria y la percepción del propio cuerpo. Aunque afectan a diferentes aspectos de la salud mental, comparten la característica central de una preocupación intensa y a menudo distorsionada por la apariencia, el peso o la ingesta de alimentos. Aquí se describen detalladamente los síntomas típicos de estos trastornos.

Trastornos alimentarios

Los trastornos de la conducta alimentaria incluyen varios diagnósticos, cada uno de los cuales se caracteriza por patrones únicos de comportamiento y actitudes hacia la comida, el peso y la imagen corporal. Los más frecuentes son:

- ✓ Anorexia nerviosa: Se caracteriza por un miedo intenso a engordar y una imagen corporal distorsionada que lleva a quienes la padecen a percibirse a sí mismos con sobrepeso, aunque su peso sea inferior al normal. Los síntomas incluyen una severa restricción de la ingesta de alimentos, una pérdida de peso extrema, una preocupación excesiva por la comida, el peso y la figura corporal y, en las mujeres, la ausencia de al menos tres ciclos menstruales consecutivos (en casos relevantes).
- ✓ Bulimia nerviosa: Se caracteriza por episodios recurrentes de atracones seguidos de conductas compensatorias como vómitos, ejercicio excesivo, ayuno o abuso de laxantes para evitar el aumento de peso. Los afectados suelen tener un peso normal, pero sufren miedo a engordar y tienen una imagen corporal distorsionada.
- ✓ Trastorno por atracón (TEA): las personas que lo padecen experimentan episodios regulares de atracones, durante los cuales consumen una cantidad de comida definitivamente superior a la que comería la mayoría de la gente en un periodo de tiempo similar y en circunstancias parecidas. Estos episodios se asocian a una sensación de pérdida de control sobre la alimentación. A diferencia de la bulimia nerviosa, los episodios de

atracones no van seguidos de conductas compensatorias regulares.

Trastorno dismórfico corporal

El trastorno dismórfico corporal, por su parte, se caracteriza por una preocupación excesiva por uno o más defectos o imperfecciones percibidos en la apariencia que son imperceptibles para los demás o se consideran menores. Los síntomas incluyen:

- ✓ Comprobar constantemente su aspecto en el espejo o evitar los espejos.
- ✓ Cambios frecuentes de ropa, maquillaje o peinado para ocultar defectos.
- ✓ Necesidad de pedir repetidamente que le tranquilicen o le tranquilicen sobre la apariencia de los demás.
- ✓ Evitación de situaciones sociales o del contacto interpersonal por miedo a ser juzgado o rechazado.
- ✓ Ejercicio excesivo o dietas en un esfuerzo por "corregir" la deficiencia percibida.
- ✓ En algunos casos, recurrir a numerosos procedimientos cosméticos con escasa satisfacción.

Traumatismos y trastornos relacionados con el estrés

Los trastornos relacionados con el trauma y el estrés son trastornos mentales que surgen como reacción a uno o más acontecimientos traumáticos o extremadamente estresantes. Estos trastornos incluyen, en particular, el trastorno por estrés postraumático (TEPT), el trastorno por estrés agudo y los trastornos de adaptación. Pueden manifestarse a través de una variedad de síntomas emocionales, físicos y conductuales que pueden afectar significativamente a la vida diaria y al bienestar de la persona afectada. He aquí algunos de los síntomas típicos asociados a los trastornos relacionados con el trauma y el estrés:

Trastorno de estrés postraumático (TEPT)

El TEPT se desarrolla como reacción a uno o más acontecimientos traumáticos, como conflictos armados, catástrofes naturales, accidentes graves, actos de violencia o abusos sexuales. Los síntomas típicos son

- ✓ Reexperimentación del trauma: puede adoptar la forma de flashbacks, pesadillas o pensamientos angustiosos sobre el suceso.
- ✓ Evitación y entumecimiento: las personas afectadas evitan lugares, personas o actividades que puedan evocar recuerdos del trauma y a menudo muestran una sensación de distanciamiento de los demás, así como un menor interés por actividades que antes disfrutaban.
- ✓ Aumento de la excitación: Se manifiesta en trastornos del sueño, irritabilidad, ataques de ira, dificultad para concentrarse, estado de alerta excesivo y facilidad para sobresaltarse.

✓ Cambios negativos en los pensamientos y el estado de ánimo: incluyen pensamientos negativos persistentes sobre uno mismo o sobre los demás, sentimientos distorsionados de culpa, estados emocionales negativos persistentes (por ejemplo, miedo, ira, culpa o vergüenza) y una sensación de futuro limitado.

Trastorno por estrés agudo

El trastorno por estrés agudo presenta síntomas similares a los del TEPT, pero se produce inmediatamente después del trauma y suele durar entre tres días y un mes. Si los síntomas duran más tiempo, suele diagnosticarse TEPT.

Trastornos de adaptación

Los trastornos de adaptación surgen como reacción a acontecimientos estresantes o cambios vitales (como un divorcio, la pérdida del trabajo, una enfermedad o una mudanza) que provocan un malestar emocional o conductual significativo que va más allá del nivel habitual de adaptación normal. Los síntomas típicos pueden ser

✓ Depresión y tristeza
✓ Ansiedad y nerviosismo
✓ Dificultades para hacer frente a las tareas cotidianas
✓ Problemas de comportamiento en la escuela o en el trabajo

- ✓ Retirada de las actividades sociales
- ✓ Trastornos del sueño

Reconocer los signos y síntomas de alerta

Cambios de comportamiento como señales de alerta

Los cambios de comportamiento pueden ser indicadores precoces de diversos trastornos mentales. A menudo se manifiestan antes de que aparezcan los síntomas manifiestos del trastorno en cuestión y, por lo tanto, son señales importantes a las que deben estar atentos amigos, familiares y profesionales. Estos cambios de comportamiento pueden producirse de muchas maneras, dependiendo de la persona y del tipo de trastorno mental. He aquí algunos cambios de comportamiento comunes que pueden servir como señales de alerta temprana:

Retraimiento social

Un alejamiento repentino o gradual de los contactos sociales y las actividades de las que antes disfrutaba una persona puede ser un signo precoz de trastornos mentales. Esto puede incluir depresión, trastornos de ansiedad, esquizofrenia y otras afecciones.

Cambios en el comportamiento a la hora de dormir o comer

La dificultad para conciliar el sueño o dormir toda la noche, dormir a horas inusuales o dormir en exceso pueden indicar problemas psicológicos. Del mismo modo, los cambios significativos en el comportamiento alimentario, como la reducción del apetito o comer en exceso, pueden ser señales de alerta temprana.

Cambios de humor

Los cambios de humor extremos o inusuales, como pasar de una tristeza intensa a una felicidad excesiva, pueden ser indicio de un trastorno mental, como el trastorno bipolar o la depresión.

Aceptación del servicio

Un descenso repentino del rendimiento escolar o laboral también puede ser una señal de alarma. Puede manifestarse en dificultad para concentrarse, disminución de la motivación o pérdida de interés por tareas que antes se consideraban importantes o satisfactorias.

Mayor sensibilidad

El aumento de la sensibilidad al rechazo, la crítica o el estrés puede ser un signo precoz de problemas de salud mental. Las personas pueden ponerse demasiado a la defensiva en respuesta a comentarios moderados o a factores estresantes cotidianos.

Cambios en los niveles de energía

Un notable aumento o disminución de la energía puede ser un indicador de diversos trastornos mentales. El exceso de energía puede darse en los episodios maníacos del trastorno bipolar, mientras que la falta de energía suele observarse en la depresión.

Descuido de la higiene personal

Descuidar el cuidado personal y la higiene, que solían formar parte de la rutina normal, puede ser un signo de problemas de salud mental. Puede indicar depresión o trastornos de ansiedad graves, pero también trastornos psicóticos.

Comportamiento de riesgo

Un aumento de los comportamientos impulsivos o de riesgo que no son característicos de la persona, como el consumo excesivo de alcohol, el abuso de drogas o la conducción peligrosa, también puede ser una señal de alarma.

Por supuesto, estos cambios de comportamiento deben considerarse en su contexto; no todos los cambios indican necesariamente un trastorno mental. Sin embargo, si estos comportamientos son nuevos, empeoran o interfieren en la vida cotidiana, es importante buscar ayuda profesional. Una intervención temprana puede ser crucial para diagnosticar, tratar y mejorar la calidad de vida de la persona afectada.

Comunicación y lenguaje: reconocer las anomalías

Las anomalías en la comunicación y el lenguaje pueden ser indicadores importantes de diversos trastornos mentales o retrasos del desarrollo. Estas anomalías van desde cambios en la forma de hablar e interactuar de una persona hasta dificultades para comprender o producir el lenguaje. Reconocer a tiempo estas anomalías puede ser crucial para iniciar el apoyo o el tratamiento adecuados. He aquí algunos aspectos clave que pueden indicar anomalías en la comunicación y el lenguaje:

Cambios en los patrones del habla

- ✓ Monotonía o falta de modulación: el habla puede sonar monótona, sin los altibajos habituales, lo que suele observarse en trastornos del espectro autista o tras acontecimientos neurológicos.
- ✓ Velocidad del habla: en los episodios maníacos del trastorno bipolar puede producirse un habla inusualmente rápida, mientras que la lentitud del habla puede ser una característica de la depresión.
- ✓ Frecuentes vacilaciones o pausas al hablar: Puede indicar trastornos de ansiedad, en los que la preocupación por ser juzgado por los demás lleva a una necesidad excesiva de elegir las palabras "correctas".

Dificultades de comprensión lingüística

✓ Comprensión literal: Dificultad para comprender metáforas, ironías o lenguaje no literal, lo que suele ocurrir en personas con trastornos del espectro autista.

✓ Velocidad de procesamiento: el procesamiento lento del lenguaje hablado puede darse en diversos contextos, por ejemplo tras una lesión cerebral traumática o un deterioro cognitivo.

Cambios en el uso de la lengua

✓ Vocabulario limitado: Puede ocurrir con trastornos del desarrollo o demencia.

✓ Neologismos: La invención de palabras nuevas que sólo tienen un significado específico para la persona afectada puede ser un signo de esquizofrenia.

✓ Repetición o ecolalia: La repetición inmediata o retardada de palabras o frases dichas por otros es frecuente en los trastornos del espectro autista.

Dificultades en la comunicación pragmática

✓ Dificultades para cambiar adecuadamente las contribuciones a la conversación: Problemas para cumplir las normas de conversación, como dar y recibir en las conversaciones.

✓ Uso inadecuado del lenguaje en contextos sociales: Por ejemplo, la incapacidad de adecuar el tono o la forma del habla al contexto o al oyente, que puede darse en los trastornos de la comunicación social o en los trastornos del espectro autista.

✓ Deterioro del contacto visual: Evitar o mantener un contacto visual excesivo puede ser llamativo en la comunicación e indicar diversos trastornos psicológicos o del desarrollo.

Comunicación social

✓ Falta de comunicación recíproca: en los trastornos del espectro autista suelen observarse dificultades para compartir intereses o emociones con los demás.

✓ Falta de comprensión de las señales sociales: La dificultad para interpretar las señales no verbales, como el lenguaje corporal o las expresiones faciales, puede interferir en la interacción social.

Signos y pistas emocionales

Los signos y pistas emocionales pueden ser a menudo los primeros indicadores de la presencia de un trastorno de salud mental. Aunque todo el mundo experimenta ocasionalmente cambios de humor o desafíos emocionales, los cambios persistentes o extremos en las emociones indican que puede ser necesaria una investigación más profunda. Los signos emocionales que pueden indicar trastornos mentales incluyen:

✓ Tristeza o abatimiento persistentes: Un sentimiento continuo de tristeza o desesperanza puede ser un indicio de depresión u otro trastorno afectivo.

✓ Preocupación o ansiedad excesivas: la preocupación constante y excesiva por cosas cotidianas difíciles de controlar puede indicar un trastorno de ansiedad generalizada u otros trastornos de ansiedad.

✓ Insensibilidad emocional: la falta de sentimientos o la sensación de estar aislado de las propias emociones puede darse en diversos trastornos mentales, como la depresión y el trastorno de estrés postraumático.

✓ Cambios extremos de humor: Los cambios bruscos y rápidos entre estados emocionales pueden indicar trastorno bipolar u otros trastornos del estado de ánimo.

✓ Irritabilidad o arrebatos de ira: La irritabilidad frecuente o la ira inexplicable pueden ser un signo de desregulación emocional asociada a diversas enfermedades mentales, incluidos los trastornos de la personalidad.

✓ Sentimientos de inutilidad o culpa excesiva: Pueden ser especialmente pronunciados en la depresión, pero también pueden darse en otros contextos de trastornos mentales.

✓ Pérdida de interés por las actividades: Una pérdida repentina de interés por actividades que antes se consideraban agradables o gratificantes puede ser un signo de depresión u otra enfermedad mental.

✓ Culpabilidad excesiva o inapropiada: Sentirse responsable de cosas que están fuera de su control o sentir una culpabilidad excesiva puede indicar problemas de salud mental.

✓ Pensamientos de muerte o suicidio: Los pensamientos frecuentes o persistentes de muerte, suicidio o autolesión son signos graves que requieren atención inmediata.

Síntomas físicos y señales psicosomáticas

Los síntomas físicos y las señales psicosomáticas a menudo pueden estar estrechamente relacionados con trastornos mentales o servir como indicadores de dichos trastornos. Los síntomas psicosomáticos son molestias físicas exacerbadas o causadas por factores psicológicos como el estrés o los conflictos emocionales. Estos síntomas son reales y pueden ser angustiosos para los afectados, incluso si no se encuentra una causa orgánica. Reconocer estos signos físicos es esencial para comprender y tratar los trastornos mentales subyacentes. Entre los síntomas físicos comunes asociados a las enfermedades mentales se incluyen

✓ Fatiga crónica: una sensación persistente de agotamiento o pérdida de energía que no se alivia con el descanso puede indicar depresión o trastornos de ansiedad.

✓ Problemas de sueño: la dificultad para conciliar el sueño, permanecer dormido o dormir en exceso puede darse en varios trastornos mentales, como la depresión, los trastornos de ansiedad y el trastorno por estrés postraumático (TEPT).

✓ Cambios en el apetito o el peso: Una pérdida o aumento de peso significativos sin cambios conscientes en la dieta o el ejercicio pueden indicar depresión o trastornos alimentarios.

✓ Dolor físico sin una causa clara: los dolores inespecíficos, como las cefaleas, el dolor de espalda o el dolor de estómago, para los que no se encuentra una explicación médica, pueden ser reacciones psicosomáticas al estrés psicológico.

✓ Problemas digestivos: Las molestias gastrointestinales como las náuseas, la diarrea o el estreñimiento pueden aparecer con mayor frecuencia en los trastornos de ansiedad o durante periodos de estrés.

✓ Palpitaciones y dolor torácico: pueden ser síntomas de un ataque de pánico y siempre deben someterse a una revisión médica para descartar causas cardiacas.

✓ Temblores o contracciones musculares: Pueden aparecer en estados de ansiedad y suelen estar asociados a un aumento del nerviosismo o la tensión.

74

✓ Mareos o aturdimiento: pueden producirse en situaciones de ansiedad o estrés extremos y a veces forman parte de los síntomas de los ataques de pánico.

La presencia de uno o más de estos síntomas requiere una evaluación cuidadosa para identificar y abordar las posibles causas psicológicas.

Del trastorno al diagnóstico

El camino desde un trastorno, es decir, los síntomas observables, hasta un diagnóstico de enfermedad mental es, incluso en el caso ideal, un proceso complejo que requiere pericia, atención y, a menudo, también tiempo y paciencia.

Ante todo, es esencial realizar una historia clínica exhaustiva. No sólo se registran detalladamente los síntomas actuales del paciente, sino también sus antecedentes médicos, circunstancias psicosociales, enfermedades mentales previas y antecedentes familiares de enfermedad mental. La autopercepción y las descripciones del paciente son de gran importancia en esta fase, ya que proporcionan información importante sobre su experiencia y su comportamiento.

La historia clínica suele ir seguida de una exploración física para descartar o identificar causas físicas que puedan causar o influir en los síntomas psicológicos.

Otro paso importante es la evaluación psicopatológica. Consiste en evaluar el estado mental actual del paciente observando y evaluando sistemáticamente diversas áreas como la conciencia, la percepción, el pensamiento, el estado de ánimo, el afecto, la volición, el comportamiento y las interacciones sociales. Esta evaluación ayuda a identificar patrones o desviaciones específicos que son característicos de ciertos trastornos mentales.

En algunos casos, pueden utilizarse tests o cuestionarios psicológicos especializados para examinar con más detalle determinados aspectos de la salud mental. Se trata de pruebas de personalidad, pruebas de rendimiento, pruebas neuropsicológicas e instrumentos específicos de detección de determinados trastornos.

Una vez recopilada toda la información pertinente, el diagnóstico se realiza utilizando criterios establecidos, como los recogidos en el Manual Diagnóstico y Estadístico de los Trastornos Mentales (DSM-5) o la Clasificación Internacional de Trastornos Mentales (CIE-10). Estos catálogos de criterios proporcionan un lenguaje y unos criterios normalizados para el diagnóstico de los trastornos mentales basados en patrones sintomáticos, el curso del trastorno y criterios de exclusión.

El diagnóstico de las enfermedades mentales es siempre un proceso dinámico en el que a menudo es necesario ajustar el diagnóstico a lo largo del tiempo para tener en cuenta nueva información o cambios en el estado del paciente. Además, la comorbilidad, es decir, la presencia de dos o más trastornos en un paciente, puede complicar el diagnóstico y requiere una evaluación cuidadosa y, posiblemente, un enfoque multidisciplinar.

Pero éste es el caso ideal, en el que pueden observarse síntomas relativamente claros y se dispone de ayuda profesional en poco tiempo.

Esto, a su vez, no suele ser así. Además, a menudo existe una comprensible reticencia a buscar ayuda profesional, especialmente cuando aún no está claro si realmente se padece un trastorno mental grave. El deseo de los afectados de obtener respuestas rápidas a sus muchas preguntas es comprensible. ¿Cuáles son los síntomas, qué significan y qué debo tener en cuenta? Y - ¿es realmente tan grave como para tener que acudir a un psiquiatra, lo que puede percibirse como un estigma?

En mi consulta, he visto casos en los que dos médicos altamente cualificados han dado a un paciente un diagnóstico contradictorio en el plazo de dos semanas: el diagnóstico iba desde una esquizofrenia grave hasta un caso comparativamente menos grave de borderline. No se trata de un caso aislado, hablo por experiencia. No hace falta subrayar que estos diagnósticos especializados dejan al paciente indefenso.

Por supuesto, y nunca se insistirá lo suficiente en ello, un diagnóstico laico no sustituye al juicio de un profesional, sobre todo porque casi todas las enfermedades mentales pueden tratarse mejor cuanto antes se haga un diagnóstico profesional.

Sin embargo, existe un gran interés por una ayuda rápida y no burocrática. Cualquiera que busque en Internet cuadros clínicos específicos ya se ha saltado el primer paso: Hay muchos cuadros clínicos -a menudo desconocidos para el profano- que suelen olvidarse o clasificarse incorrectamente durante la autoevaluación.

Por eso también hemos optado por el enfoque, ciertamente inusual, de comparar un gran número de síntomas típicos con una amplia selección igualmente típica de enfermedades mentales. Es la única manera de que los afectados se hagan una primera idea de si les pasa a ellos o a sus familiares o amigos y, en caso afirmativo, de qué les pasa.

Los siguientes síntomas típicos proporcionan una indicación inicial de una enfermedad mental específica:

Tristeza persistente, depresión o un estado emocional vacío:

Depresión, trastorno bipolar (episodio depresivo)

Pérdida de interés o placer en actividades que antes disfrutaba:

Depresión, trastorno bipolar (episodio depresivo)

Pérdida o aumento de peso sin intentar hacer dieta, cambios en el apetito

Depresión, trastorno alimentario, trastorno bipolar (episodio depresivo)

Trastornos del sueño o sueño excesivo:

Depresión, esquizofrenia, trastorno bipolar (episodio depresivo)

Falta de energía o aumento del cansancio

Depresión, trastorno bipolar (episodio depresivo)

Sentimiento de inutilidad o culpa excesiva:

Depresión, trastorno bipolar (episodio depresivo)

Dificultad para pensar, concentrarse o tomar decisiones:

Depresión, trastorno bipolar (episodio depresivo), esquizofrenia

Pensamientos de muerte o suicidio:

Depresión, trastorno bipolar (episodio depresivo), esquizofrenia

Preocupación y ansiedad excesivas difíciles de controlar

Trastornos de ansiedad

Inquietud o sensación de agotamiento fácil

Trastornos de ansiedad, trastorno bipolar

Dificultad para concentrarse o vacío en la cabeza

Trastornos de ansiedad

Irritabilidad

Trastornos de ansiedad

Tensión muscular

Trastornos de ansiedad

Trastornos del sueño

Trastornos de ansiedad

Delirios

Esquizofrenia

Alucinaciones, voces

Esquizofrenia

Pensamiento desorganizado (evidente por el lenguaje desorganizado)

Esquizofrenia

Comportamiento motor gravemente anormal, incluida la catatonia

Esquizofrenia

Síntomas negativos (por ejemplo, afectos aplanados, alogia, debilidad de la voluntad).

Esquizofrenia

Ataques repentinos y repetidos de miedo o terror intensos

Trastorno de pánico

Palpitaciones, palpitaciones o aceleración del ritmo cardíaco

Trastorno de pánico

Sudoración, temblores o sacudidas

Trastorno de pánico

Sensación de falta de aire o asfixia

Trastorno de pánico

Sensación de pérdida de control o miedo a volverse loco o a morir

Trastorno de pánico

Pensamientos obsesivos que se perciben como intrusivos y no deseados y causan ansiedad o malestar significativos.

Trastorno obsesivo-compulsivo (TOC)

Comportamientos compulsivos que hacen que la persona sienta que tiene que realizarlos, a menudo en respuesta a un pensamiento obsesivo o siguiendo reglas estrictas.

Trastorno obsesivo-compulsivo (TOC)

Reexperimentar el suceso traumático a través de flashbacks, pesadillas o recuerdos angustiosos.

Trastorno de estrés postraumático (TEPT)

Evitación de recuerdos o señales externas que le recuerden el trauma.

Trastorno de estrés postraumático (TEPT)

Cambios negativos en los pensamientos y el estado de ánimo, como la sensación de un estado emocional negativo persistente.

Trastorno de estrés postraumático (TEPT), depresión, trastorno bipolar

Aumento de la excitación y la reactividad, como sobresalto excesivo o alteraciones del sueño.

Trastorno de estrés postraumático (TEPT)

Miedo extremo a engordar, imagen corporal distorsionada, comportamiento alimentario restrictivo.

Trastornos alimentarios

Episodios de atracones seguidos de vómitos u otros comportamientos compensatorios.

Trastornos alimentarios

Atracones sin comportamientos compensatorios regulares

Trastornos alimentarios

Relaciones interpersonales, autoimagen y afectos inestables; comportamiento impulsivo.

Trastorno límite de la personalidad

Falta de empatía por los demás, necesidad de admiración, sentido exagerado de la propia importancia

Trastorno límite de la personalidad

Desprecio y violación de los derechos de los demás, mentiras, comportamiento agresivo

Trastorno límite de la personalidad

Dificultades para controlar la preocupación.

Trastorno de ansiedad

Inquietud o sensación de estar agotado o "al límite"; fatigarse con facilidad; dificultad para concentrarse o irreflexión; irritabilidad; tensión muscular; trastornos del sueño.

Trastorno de ansiedad

Miedo marcado y persistente a una o más situaciones sociales o de actuación en las que la persona está expuesta a un posible escrutinio por parte de los demás.

Trastorno de ansiedad

La persona teme mostrar síntomas de ansiedad que le resulten embarazosos o humillantes.

Trastorno de ansiedad

Las situaciones sociales se viven casi siempre con intensa ansiedad o malestar o se evitan por completo.

Trastorno de ansiedad

Compulsiones sobre temas específicos como limpieza, orden, simetría, religión o pensamientos sexuales

Trastorno obsesivo-compulsivo (TOC)

Arrancarse repetidamente el propio cabello, lo que provoca su caída.

Tricotilomanía (trastorno por arrancarse el pelo)

Tensión creciente inmediatamente antes de arrancar o al intentar resistir el impulso.

Tricotilomanía (trastorno por arrancarse el pelo)

Satisfacción, placer o alivio al arrancarse el pelo.

Tricotilomanía (trastorno por arrancarse el pelo)

Comparación excesiva de la apariencia con otros, uso excesivo de ropa o maquillaje para ocultar defectos percibidos.

Trastorno dismórfico corporal

Fuerte creencia de que un defecto les hace feos o deformes, incluso si el defecto percibido es invisible para los demás.

Trastorno dismórfico corporal

¿Y ahora qué?

Si sospecha que alguien padece un trastorno mental, es crucial adoptar una actitud sensible y de apoyo. En primer lugar, es importante fomentar una comunicación abierta y sin prejuicios. Exprese sus preocupaciones de forma empática, haciendo hincapié en que actúa por preocupación y compasión. Es útil compartir observaciones específicas sobre cambios de comportamiento o estado de ánimo sin diagnosticar ni etiquetar.

Escuchar desempeña un papel esencial. Hay que dar espacio a la persona para que hable de sus sentimientos y experiencias sin interrumpirla ni ofrecerle inmediatamente soluciones. Sentirse escuchado y comprendido suele ser un gran apoyo en sí mismo.

Anime amablemente a la persona a buscar ayuda profesional, pero reconozca que la decisión es suya en última instancia. Puede ser útil investigar y ofrecer información sobre los recursos y la ayuda disponibles, pero sin presionarle. A veces, ofrecerse a acompañarle a una cita puede suponer un apoyo adicional.

También es importante cuidar la propia salud mental. Apoyar a alguien que padece una enfermedad mental puede ser emocionalmente agotador. Asegúrate de cuidar también de ti mismo, establece límites para evitar agobios y busca apoyo por ti mismo si lo necesitas.

Cuando trate con alguien de quien sospeche que padece un trastorno mental, es importante mostrar compasión, paciencia y comprensión. Reconozca que la recuperación es un proceso y ofrezca apoyo continuo respetando la autonomía y las decisiones de la persona.

Mantener una conversación de apoyo con alguien que pueda estar afectado por una enfermedad mental requiere empatía, paciencia y franqueza. La clave de esa conversación es crear un entorno seguro y sin prejuicios en el que la persona se sienta comprendida y apoyada.

Al principio, es importante prestar toda su atención a la persona. Asegúrese de que la conversación tiene lugar en un entorno tranquilo y privado, sin distracciones. Así la persona sentirá que su bienestar es tu prioridad.

El siguiente paso es escuchar sin juzgar. Es fundamental escuchar activamente y prestar atención a lo que dice la persona y cómo lo dice. Evite ofrecer inmediatamente soluciones o minimizar los problemas de la persona. En su lugar, muestre interés y comprensión haciendo preguntas. Preguntas como "¿Cómo te hace sentir esto?" o "¿Qué crees que podría ayudarte a sentirte mejor?" pueden ser útiles para profundizar en la conversación.

También es importante animar a la persona a hablar de sus sentimientos y experiencias, pero sin presionarla. Algunas personas necesitan más tiempo que otras para abrirse. Muéstrale que estás dispuesto a escucharle siempre que esté dispuesto a hablar.

Si le parece apropiado, puede compartir información sobre servicios de apoyo profesional. Muchas personas desconocen los recursos disponibles o tienen miedo de dar el primer paso. Puedes sugerirles que busquen juntos la ayuda adecuada.

También es útil informarse sobre las enfermedades mentales. Comprender mejor los problemas a los que se enfrenta la persona puede ayudar a mejorar tu capacidad de responder con empatía y apoyo. Sin embargo, debes evitar posicionarte como un experto en su situación a menos que estés profesionalmente cualificado.

Por último, es importante reconocer los propios límites. Ser solidario no significa que puedas o debas resolver los problemas de la persona. A veces lo mejor es simplemente estar ahí para apoyar y animar a buscar ayuda profesional.

Anime amablemente a la persona a buscar ayuda profesional, pero reconozca que la decisión es suya en última instancia. Puede ser útil investigar y ofrecer información sobre los recursos y la ayuda disponibles, pero sin presionarle. A veces, ofrecerse a acompañarle a una cita puede suponer un apoyo adicional.

También es importante cuidar la propia salud mental. Apoyar a alguien que padece una enfermedad mental puede ser emocionalmente agotador. Asegúrate de cuidar también de ti mismo, establece límites para evitar agobios y busca apoyo por ti mismo si lo necesitas.

El primer paso, y el más importante, es garantizar la seguridad física y psicológica de la persona afectada. Esto incluye evaluar riesgos como autolesiones o comportamientos suicidas y tomar las medidas de protección adecuadas. En caso de peligro inmediato, es crucial pedir ayuda profesional o trasladar a la persona a un entorno seguro.

La capacidad de mantener la calma y estar presente es contagiosa y puede ayudar a tranquilizar a la persona afectada. Un comportamiento tranquilo y comprensivo ayuda a generar confianza y a crear una atmósfera en la que la persona está dispuesta a hablar de sus experiencias.

El objetivo es reducir el estrés psicológico inmediato y estabilizar a la persona. Esto puede hacerse tranquilizándola, dándole confianza y ofreciéndole apoyo práctico para hacer frente a las necesidades inmediatas. También es útil ayudar a la persona a organizar sus pensamientos y planificar paso a paso.

Debe elaborarse un plan con la persona afectada que incluya soluciones a corto plazo para la crisis aguda, así como estrategias a largo plazo para hacer frente a futuros factores de estrés. Esto puede incluir la identificación de recursos de afrontamiento, el acuerdo de medidas de seguridad y la planificación de apoyo profesional adicional.

En muchos casos, conviene derivar a la persona a profesionales o servicios especializados que puedan proporcionarle un tratamiento o apoyo más profundos.

Reconocer la necesidad y buscar ayuda profesional para los problemas de salud mental es un paso importante que requiere valor y es un signo de fortaleza. Muchas personas son reacias a dar este paso, ya sea por inseguridad, por miedo a la estigmatización o simplemente porque no saben cuándo y cómo buscar ayuda. Sin embargo, hay ciertos signos y situaciones que pueden indicar que ha llegado el momento de buscar apoyo profesional.

Cuando el malestar emocional o psicológico persiste durante un largo periodo de tiempo y empieza a interferir en la vida cotidiana, puede ser una señal clara de que ha llegado el momento de buscar ayuda. Por ejemplo, sentimientos persistentes de tristeza, ansiedad, cambios extremos de humor o retraimiento del contacto social y de actividades que solían proporcionar alegría. Especialmente alarmantes son los pensamientos de autolesión o suicidio, que siempre deben tomarse en serio y requieren la búsqueda inmediata de ayuda profesional.

El primer paso para obtener ayuda puede ser ponerse en contacto con el médico de cabecera. Éste puede realizar una evaluación inicial y, si es necesario, derivar a la persona a profesionales especializados, como psiquiatras o psicoterapeutas. Estos especialistas pueden entonces discutir con la persona afectada las opciones de tratamiento adecuadas y elaborar un plan de tratamiento personalizado.

Además de médicos y terapeutas, también hay centros de asesoramiento que ofrecen apoyo especializado para problemas específicos como la adicción, el duelo o los conflictos familiares. En situaciones de crisis aguda, los servicios de emergencia o las líneas directas de crisis pueden ofrecer un punto de contacto inmediato y prestar primeros auxilios, a menudo las veinticuatro horas del día.

Con la llegada de las tecnologías digitales se han desarrollado recursos adicionales para las personas con trastornos mentales. Los servicios de terapia, foros y grupos de apoyo en línea ofrecen formas flexibles y de bajo umbral para encontrar apoyo. Estas opciones pueden ser especialmente valiosas para quienes rehúyen las reuniones cara a cara o viven en zonas remotas.

La decisión de buscar ayuda es el primer paso, y a menudo el más difícil, en el camino hacia la recuperación. Es importante reconocer que las enfermedades mentales son tan importantes y necesitan tratamiento como las físicas. Buscar ayuda profesional es un paso proactivo para mejorar la propia salud y la calidad de vida.